Un monde inconnu

UN MONDE INCONNU

I – PRÉFACE

Aux méandres de ma carrière professionnelle, le destin m'a fait connaître les M.A.S. (Maisons d'Accueil Spécialisées) ; ce sont des lieux de vie qui accueillent des personnes adultes polyhandicapées ayant des déficiences intellectuelles graves avec, parfois, des troubles du comportement.

Ces lieux d'accueil font partie d'un monde fermé à l'extérieur, mystérieux, que les gens « normaux » refusent de voir ou, lorsqu'ils croisent un des « malades » qui y résident, détournent les yeux et vite le rejettent dans l'oubli, continuant leurs chemin comme si de rien n'était. Ont-ils peur d'apercevoir sur les visages de ces personnes, comme leur reflet dans un miroir, un rappel de leurs propres tourments qu'ils préfèrent nier et rejeter au fond de leur mémoire ?

Je vais vous relater comment je suis entré dans ce

monde et comment j'en suis ressorti.

À la fin des années soixante, après avoir suivi des cours de comptabilité durant trois ans, j'ai obtenu mon Certificat d'Aptitude Professionnelle d'Aide-Comptable ; le contexte économique étant bien différent de celui d'aujourd'hui, j'ai pu trouver sans trop de difficultés un emploi dans une entreprise. Dès les premiers jours, je me suis investi dans mon travail qui, au départ, ne consistait qu'à effectuer du classement et quelques reports de données. Dès que je finissais une tâche (aussi ingrate qu'elle fût, comme du classement d'archives) j'allais trouver mon supérieur hiérarchique et je demandais d'autres travaux à réaliser.

Mon comportement volontaire, ma rapidité d'exécution et l'intérêt que je portais à mon travail, m'ont permis d'évoluer constamment dans ma carrière professionnelle ; au bout de quelques années, je fus affecté à un poste de comptable. Afin d'améliorer mes connaissances fiscales et juridiques, je suivis des formations ; bien que non diplômantes, elles m'apportèrent les outils de gestion nécessaires dans mon travail.

Malheureusement, la société dans laquelle

j'évoluais connut des difficultés financières. Pour éviter une liquidation, elle fut cédée à un nouvel actionnaire qui me nomma responsable du service comptable.

Cependant, au bout d'un an et malgré les prévisions du service commercial, le chiffre d'affaires ne progressait pas, mettant ainsi la société de nouveau en difficulté. Les dirigeants n'eurent pas d'autre alternative que de la mettre en redressement judiciaire.

En vérifiant leurs dossiers, je me suis rendu compte que le directeur commercial avait sciemment surévalué les prévisions de ventes afin d'amener l'entreprise à déposer le bilan pour ensuite la reprendre pour « une bouchée de pain ». Mais c'était trop tard : le mal était fait, la situation était irréversible. Je réalisais que, dans le milieu où j'évoluais, la plupart de ceux qui réussissaient ne possédaient aucune morale et que pour eux tous les coups étaient permis. Cela me servit de leçon, et je m'endurcis, devenant comme eux et peut-être même pire.

Dans l'entreprise, les tensions devinrent vives et pesantes ; chacun avait peur de perdre sa place ; lors d'un déjeuner avec un banquier, j'appris qu'un établissement de la région cherchait un comptable ; je profitai de cette opportunité pour postuler ; après un entretien avec le directeur, je fus embauché en tant que Secrétaire Général avec un statut de cadre supérieur. Ce n'était pas une très grande société : elle ne comptait qu'une cinquantaine d'ouvriers mais présentait un certain potentiel de progression.

Une semaine après notre entretien, le directeur de cette société me contacta pour me proposer de me joindre à lui pour aller visiter, dans l'éventualité d'une reprise, une entreprise de transports dans la banlieue de Montpellier. À cette occasion, son banquier, qui lui servait de conseil, viendrait avec nous ; le départ était prévu à six heures le surlendemain ; je lui donnai mon accord et rendez-vous fut pris.

Deux jours plus tard, à cinq heures trente, je me suis rendu à l'entreprise ; j'ai attendu jusqu'à six heures trente : personne ; je pensai que, peut-être, le rendez-vous avait été reporté, mais personne ne m'avait prévenu ; je rentrai chez moi. À huit heures, je retournai aux bureaux pour avoir une explication et là, à ma grande surprise, la secrétaire m'apprit qu'ils étaient partis plus tôt : ils ne m'avaient pas attendu. Sans me démonter, je lui demandai l'adresse de la société qu'ils devaient visiter et, sans attendre, je me suis rendu à Montpellier. Lorsque je les ai retrouvés ; le directeur se mit à rire et me dit qu'il l'avait fait exprès pour voir comment j'allais me comporter. Sur le moment je me suis demandé si j'avais bien fait d'accepter de travailler pour lui.

Un mois plus tard, je pris mes nouvelles fonctions. Ma tenue ? Costume-cravate en permanence ; l'important, c'était de paraître ; j'avais le sentiment que rien ne pouvait m'arrêter dans mon ascension professionnelle et sociale. Je n'avais pas à me plaindre : mes revenus étaient assez conséquents ; mes amis ? Banquiers, experts comptables, directeurs, cabinets juridiques etc.

Rien ne m'était refusé par les banques et, je l'avoue, je ne me refusais rien : belles voitures, restaurant midi et soir, soirées privées, vacances à l'étranger, j'avais même acquis une petite maison dans un village ardéchois.

Cela ne me suffisait pas, je voulais encore plus ; j'ai repris une petite société de montage de pneumatiques puis, après cela, une boutique de prêt-à-porter, puis deux, puis trois ; tout semblait me réussir, mais tout cela avait un prix, c'était comme si j'avais vendu mon âme au diable.

Pour obtenir ces biens et cette vie confortable, je me consacrais entièrement à cette réussite ; je travaillais beaucoup : plus de dix heures par jour, voire davantage ; pour garder mon réseau de relations, je passais souvent des nuits entières hors de mon domicile, emmenant mes invités dans des boîtes de nuit ou dans des bars à hôtesses ; pour cela, je délaissais ma famille.

Dans cette vie dissolue, mon couple partit en éclats lorsque je pris une maîtresse. Voulant divorcer, il me fallait protéger mes sociétés ; je mis donc toutes mes actions au nom d'une personne en qui j'avais toute confiance, sans tenir compte de l'avis de mon conseiller juridique, négligeant ainsi la prudence la plus élémentaire.

Parfois, je souffrais de cette situation mais il ne m'était plus possible de faire marche arrière.

Grâce à mon travail, la société qui m'employait prospéra et, pour cela, tous les moyens étaient bons ; je n'avais aucun état d'âme pour licencier du personnel qu'on estimait peu rentable dans le but de le remplacer par des contrats à durée déterminée qui étaient beaucoup plus avantageux ; peut m'importait le sort des licenciés ; mon seul objectif : gagner de l'argent !

Au bout de sept ans, j'étais arrivé à obtenir une certaine reconnaissance de mes capacités de gestionnaire dans le milieu financier.

Un jour, le directeur d'une petite société qui était en difficulté financière vint me trouver et me proposa de m'associer avec lui pour redresser son entreprise ; c'était risqué mais, sûr de moi, j'acceptai ; mais là, la marche était trop haute ; je n'ai pas pu rétablir l'équilibre de l'entreprise qui finit par être liquidée ; pour moi, ce fut le début d'une chute sans fin.

Je me suis donc retrouvé au chômage, mais, au début, je n'avais aucune inquiétude ; « j'avais tellement d'amis ».

Disponible sur le marché, j'étais persuadé que je n'avais qu'un simple coup de téléphone à donner pour retrouver un emploi ; je pensais que je n'aurai que l'embarras du choix. Mais ma déception fut grande quand je me suis mis à contacter tous mes soi-disant « amis » ; on aurait pu croire que tous s'étaient donné le mot car je recevais toujours la même réponse : « j'aimerais bien t'embaucher mais maintenant, ce n'est pas le moment.... »

Plus les semaines passaient et plus ma situation financière s'aggravait ; les sorties, les restaurants, les belles vacances n'étaient déjà plus qu'un lointain souvenir quand j'appris, en plus, que mon amie, à qui j'avais laissé la gérance de mes sociétés, voulait me quitter ; elle était la seule « béquille » censée me soutenir dans cette période de plus en plus trouble que je traversais et la chute fut dure.

Tout ce que j'avais bâti s'écroulait comme un château de cartes pris dans une tempête. Je ne l'admettais pas mais, la dépression, comme une maladie insidieuse et invisible, m'envahissait petit à petit et m'ôtait toute volonté d'action ; je doutais de moi ; je n'osais même plus ouvrir mon courrier ; moi qui me croyais tout-puissant, je me retrouvais seul dans un total désarroi.

Les mois passaient et le sort semblait s'acharner sur moi ; mes anciennes sociétés, qui étaient mal gérées par mon ex-amie, finirent par un dépôt de bilan. Les conséquences furent désastreuses : les banques se retournèrent contre moi, me réclamant les montants des prêts pour lesquels je m'étais porté caution.

Incapable de faire face à toutes les sommes qu'on me réclamait, harcelé par les huissiers, je fus obligé de déposer un dossier de surendettement. Je ne pouvais pas être plus bas : je touchais le fond.

Ma « belle voiture » fut reprise par les huissiers et je fus contraint de mettre en vente ma maison de campagne ; à cet effet, je pris contact avec un agent immobilier qui avait un frère, Robert, handicapé suite à un accident de la route.

Les séquelles de Robert, étaient graves ; de sérieux problèmes respiratoires nécessitaient de l'oxygène en permanence ; pour cela, il était appareillé d'une pompe qui lui envoyait de l'air directement dans les poumons en passant par une canule fixée dans sa gorge ; de plus, il avait des difficultés pour marcher et ne se déplaçait qu'en fauteuil électrique.

À l'occasion d'autres conversations que j'eus avec l'agent immobilier, j'en appris davantage sur son frère et je sus qu'il était président d'une petite association ayant comme but de mettre des fauteuils roulants à la disposition d'enfants ou d'adultes handicapés. Sachant mon métier, il me proposa de me présenter son frère qui avait besoin de quelques conseils de comptabilité.

Lorsque je rencontrai Robert, je fus touché par sa gentillesse et aussi intéressé par son action auprès des enfants.Convaincu par le bien-fondé de leur activité, je lui proposais mes services en qualité de bénévole.

L'association était installée sur la ville de Vienne, dans des locaux que la mairie avait mis à sa disposition.Pour se déplacer, Robert avait un chauffeur qui le transportait de chez lui au local. Deux autres personnes faisaient partie du personnel : un ami de Robert, âgé d'une soixantaine d'années, handicapé lui aussi, suite à une poliomyélite gérait l'atelier de réparations et une secrétaire, embauchée sous contrat aidé.

J'intégrai donc cette petite équipe ; je n'avais pas beaucoup de travail à faire sur le plan administratif, alors je passais mes journées à aller récupérer, chez divers donateurs tels que les hôpitaux ou les maisons de retraite, les fauteuils d'occasion que je ramenais à l'atelier pour une remise en état. Dès que nous avions une demande, j'allais livrer le matériel. C'était souvent destiné à des enfants dans le but qu'ils aient un fauteuil chez eux et un autre à l'école. J'étais content de me sentir utile.

Au bout de quelques mois, la mairie voulut récupérer ses locaux ; de son côté, Robert connaissait un directeur de MAS (Maison d'Accueil Spécialisée) qui était disposé à nous héberger dans son établissement situé à proximité de Lyon. Ce centre accueillait une quarantaine d'adultes polyhandicapés avec des déficiences intellectuelles graves associées à des troubles du comportement. Je n'avais jamais entendu parler de ces établissements, j'en étais encore à penser qu'il n'y avait que les « asiles » pour accueillir ce « genre de personnes ».

Nous étions, bien sûr, dans un local tout à fait indépendant de leur lieu de vie et nous ne côtoyions jamais les résidents, mais parfois, aux abords de la structure, il m'arrivait de croiser du personnel poussant des fauteuils roulants sur lesquels je voyais des personnes un peu difformes, bavant et faisant des bruits étranges !... Je leur disais bonjour de loin et je détournais mon regard.

Un jour du mois de juillet, Robert me demanda

si je pouvais l'accompagner en vacances pour le mois d'août. Il avait loué une villa à Cannes, et la personne qui devait l'emmener s'était désistée. Il ne pouvait partir sans une personne de confiance, capable de gérer ses besoins, comme recharger les batteries de son fauteuil électrique, assurer l'approvisionnement de ses bouteilles d'oxygène, surveiller le bon fonctionnement de son matériel de ventilation, l'accompagner dans ses déplacements en ville, etc.

Cela faisait plus d'un an que je l'avais rejoint dans son association et nous avions de très bonnes relations amicales, alors j'acceptai sa proposition. Il me précisa que nous emmènerions avec nous une jeune femme qu'il avait embauchée pour l'occasion et qui serait là pour me seconder.

Cette année-là, j'ai vu le quotidien d'une personne handicapée sur fauteuil roulant et j'ai souvent râlé et rouspété lorsque des voitures étaient garées sur des emplacements ou des accès réservés aux handicapés. Que de difficultés pour se déplacer dans la ville, pour entrer dans un restaurant ou dans des lieux publics comme une agence postale !

Certes, en raison de l'affluence de vacanciers au

mois d'août, les places de parking étaient rares... mais tout de même ! Quel manque de respect et de tolérance vis-à-vis des personnes défavorisées qui ne peuvent se déplacer autrement qu'en fauteuil. Malgré ces inconvénients, les vacances se passèrent très bien et, à notre retour, je continuais à servir de chauffeur à Robert.

Les semaines passèrent, cependant, je n'étais toujours que bénévole et mes allocations ASSEDIC étaient au plus bas, j'envisageai donc, à regret, de quitter l'association pour diminuer mes frais de route. Mais quitter ce milieu n'était pas écrit dans ma destinée.

Parfois, le directeur de la M.A.S. venait nous rejoindre dans nos locaux pour boire un café ; lors d'une conversation avec lui, je lui fis part de ma situation et, à ma grande surprise, il proposa, si j'étais intéressé, de m'embaucher à un poste d'A.M.P. (Aide-Médico-Psychologique). Ne sachant même pas en quoi cela consistait mais trop heureux d'avoir cette opportunité, j'acceptai cette proposition ; ravi, il me donna rendez-vous pour le lendemain matin à neuf heures.

Ce soir-là, une fois chez moi, je repensai à cette proposition et, je l'avoue, j'avais tout de même un peu d'appréhension et d'inquiétude quant à la population de la MAS ; je pensais aux résidents que j'avais eu l'occasion de croiser et je me posais bien des questions sur le travail que j'allais devoir faire avec ces personnes.

Pour moi, c'était plonger dans l'inconnu ; comment allais-je me comporter face à la « folie » ? Face, peut-être, à la violence ? Je me demandais s'il ne serait pas plus sage de décliner cette offre d'emploi ; mais financièrement, je n'avais pas le choix : il me fallait un travail.

À neuf heures, je me présentai au secrétariat de la M.A.S. et demandai à rencontrer Monsieur B. ; il sortit d'un bureau et se proposa de me faire visiter l'établissement. Je le suivis ; nous devions prendre un ascenseur pour monter à l'étage supérieur ; je fus surpris de le voir utiliser un code pour y entrer ; je m'en étonnai auprès de Monsieur B. qui m'expliqua que toutes les portes étaient munies d'un tel dispositif pour éviter que les résidents puissent sortir seuls. Je trouvais cela un peu inquiétant. L'ascenseur donnait accès à un grand et large couloir qui entourait un patio aux parois entièrement vitrées.

Un monde inconnu

Ce patio à ciel ouvert était bien ensoleillé. Aux quatre coins, il y avait des portes à doubles battants ; entre celles-ci, trois autres portes donnaient accès à des bureaux. Une secrétaire sortit d'un bureau et appela le directeur, il s'excusa auprès de moi et alla la rejoindre.

Je me retrouvais seul dans ce couloir. C'est alors que, en regardant autour de moi, je vis, du côté opposé, une étrange table montée sur des roues de fauteuil roulant ; sur celle-ci, un petit homme se tenait à plat ventre ; sa tête reposait sur un oreiller ; il avait les jambes croisées en tailleur ; il était là, immobile, au soleil, sur son étrange « véhicule ».

Pendant mon attente, une porte battante s'ouvrit et un résident de petite taille apparut : il ne devait pas mesurer plus d'un mètre soixante ; de l'autre côté du couloir, je le regardai, curieux ; il s'était arrêté à quelques mètres de la porte et se balançait lentement d'avant en arrière ; pendant son mouvement répétitif, il gardait la tête baissée et regardait sa main restée à hauteur du nombril, il faisait bouger ses doigts ; je ne sais pas à quoi il pensait mais cela l'amusait, il souriait tout en émettant de petits bruits bizarres, la langue entre les dents, ce qui le faisait postillonner et baver.

Je ne bougeais pas ; curieux et intrigué, je l'observais ; il leva la tête et me vit ; d'une démarche peu assurée et en dodelinant, il se dirigea vers moi. Ses yeux ne me quittaient pas ; ils étaient sombres mais gentils.

Quand il fut proche de moi, je lui dis : « bonjour » ; je n'eus aucune réponse (par la suite, j'ai su qu'il ne parlait pas) ; je lui tendis la main, il la saisit ; il semblait heureux, cependant, il ne me lâchait pas la main et j'aurais bien voulu la retirer. Soudain, tout en me serrant la main, il se mit à se balancer de plus en plus fort en criant ; je ne comprenais pas ce qui se passait et ce que j'avais fait. Je retirai ma main de la sienne ; il se jeta par terre et je me suis un peu éloigné ; resté seul, il s'arrêta de crier et, prenant appui sur le sol, il se leva ; une fois debout, m'ignorant, il reprit sa marche solitaire en continuant de sourire.

Le Directeur revint me trouver et m'expliqua sommairement le fonctionnent de l'établissement ; il me dit que les résidents étaient répartis sur quatre unités désignées par des couleurs différentes : jaune, bleu, rouge et vert ; chacune d'entre elles accueillait une dizaine de résidents dont la prise en charge était assurée, d'une manière continue, d'abord par une équipe constituée d'aides-soignants et d'A.M.P., de sept heures du matin à vingt-et-une heures, et ensuite, pour le reste de la nuit, par du personnel chargé de veiller sur les résidents. On entra dans une de ces unités : c'était la bleue.

Dès que la porte fut franchie, nous nous retrouvâmes face à un long couloir qui menait aux chambres des résidents, alignées les unes à côté des autres ; entre les deux séries de chambres, il y avait la salle de bains qui comprenait deux baignoires et plusieurs coins destinés aux toilettes. Je fus surpris (voire même agressé) par une odeur âcre et désagréable, mélange d'urine et d'excréments provenant des protections de la nuit qui venaient d'être changées.

Une fois le tour effectué, nous sommes revenus près de l'entrée ; sur le côté droit, il y avait une vaste salle de jour au milieu de laquelle se trouvait une grande table entourée de quelques chaises ; sur le côté, il y avait un coin cuisine délimité par un comptoir ; dans un angle, en hauteur, était accrochée une télévision et, du côté opposé, une chaîne stéréo qui diffusait de la musique.

Sous la télévision, il y avait un fauteuil en rotin sur lequel un résident (Pierre) était assis ; lui aussi était un homme de petite taille ; il avait le faciès typique des trisomiques ; il marmonnait tout seul en triturant une ficelle.

Au fond de la salle, deux portes-fenêtres donnaient sur une pelouse. À leur pied, posé à même le sol, il y avait un matelas sur lequel était allongé un homme d'une taille imposante ; je voyais son visage déformé et peu rassurant ; il dormait.

Sortant d'une chambre, une jeune femme, brune, jolie, vint vers nous. Le Directeur nous présenta et lui expliqua que j'allais occuper un poste sur l'unité en lui précisant que nous allions travailler ensemble, durant une semaine, avant que je puisse intégrer l'équipe. Elle me sourit et me souhaita la bienvenue ; elle dit qu'elle était enchantée qu'un homme puisse rejoindre l'équipe qui n'était composée que de femmes.

La venue d'un homme interrompit la conversation. C'était un homme de grande taille, âgé d'une trentaine d'années, cheveux foncés, la tête haute, avec d'épaisses moustaches. Il portait des lunettes ; le Directeur nous présenta ; c'était le Chef de service. Par la suite, il fut mon tuteur et m'accompagna pour l'obtention du diplôme d'A.M.P.. Je peux dire qu'il fut mon « mentor » tout au long de mon parcours initiatique, me faisant bénéficier de son expérience et de ses connaissances. Il m'aida beaucoup dans la compréhension de ce monde étrange qui m'était totalement inconnu et face auquel je n'avais comme outils que mes connaissances de père pour essayer de comprendre les comportements atypiques auxquels j'étais confronté.

Au terme de cette visite, je suivis le Directeur dans son bureau pour signer mon contrat de travail ; c'était un C.D.I., mais soumis à l'obligation de suivre une formation d'A.M.P. sur deux ans avec obligation de réussite à l'examen final. Il était bien fini le temps où j'étais Cadre Supérieur avec le salaire en conséquence. Je n'étais plus qu'un simple stagiaire, j'avais tout à découvrir et tout à apprendre. J'ai oublié de vous préciser un détail : mon lieu de travail était à soixante-dix kilomètres de chez moi.

II - OÙ TOUT COMMENCE

Avant de prendre mon poste, on m'expliqua le travail que j'avais à accomplir : lever les résidents, faire leur toilette, donner le petit-déjeuner, faire les chambres (lit, rangement), si possible faire une activité avec certains d'entre eux. En fin de matinée, avant le repas, changer les protections de ceux qui en avaient besoin, donner le repas en sachant que la majorité des résidents ne sont pas capables de manger seuls, il faut leur donner à manger comme à des bébés. De plus, certains des résidents ayant des problèmes de déglutition il faut que leurs aliments soient mixés ou leur faire boire de l'eau gélifiée. En écoutant cette énumération, il me sembla que c'était surtout du maternage que j'allais devoir effectuer, mais cela ne me dérangeais pas.

Le premier jour, lorsque je suis arrivé sur l'unité, ma collègue du matin n'était pas encore là. Je me suis avancé dans le couloir qui était dans la pénombre, éclairé seulement par quelques veilleuses ; il n'y avait aucun bruit ; apparemment, tout le monde dormait encore.

MICHEL AMATO

Le battement de la porte d'entrée m'avertit qu'une personne venait de pénétrer dans l'unité : c'était ma collègue qui arrivait ; cela me rassura.

Après nous être salués, nous sommes allés vers la première porte ; elle l'ouvrit et on entra ; elle dit : « Bonjour !» et se dirigea vers la porte-fenêtre pour ouvrir les volets.

Pendant ce temps, je restais un peu en retrait ; je voyais le lit sur lequel, entièrement recouvert, se trouvait Maurice ; c'était le petit homme que j'avais vu la veille dans le couloir allongé sur une « table » roulante. « Allez, c'est l'heure de se lever ! », dit ma collègue en approchant la « table » du lit, et elle souleva le résident pour le déposer dessus à plat ventre. Il me regarda, surpris ; je me présentai : « Bonjour, je m'appelle Michel » ; « allez, on va dans la salle de bains » dit ma collègue et elle poussa la « table » dans le couloir ; en passant, elle ouvrit la porte d'une chambre et une résidente en sortit ; « tu viens Isabelle ? » lui dit-elle, et c'est ainsi que tous les quatre nous sommes entrés dans la salle de bains ; « je te laisse Maurice, il est facile à faire » me dit E. « tu lui donnes un bain ».

Je commençai à le déshabiller comme je pouvais, et ce n'était pas si facile ; comme je l'avais déjà remarqué, Maurice avait les jambes repliées, complètement croisées, et il n'était pas possible de les étendre ; heureusement, son pyjama était large et, en prenant beaucoup de précautions, je pus le lui ôter ; il avait une protection que je défis : elle était entièrement imbibée d'urine ; une fois nu, je le déposai dans la baignoire où j'avais fait couler de l'eau tiède.

Pendant ce temps, Isabelle s'était complètement déshabillée ; c'était la première fois que je me trouvais dans une telle situation, confronté à la nudité et l'intimité d'autrui, devant faire la toilette à des corps d'adultes.

Lors du déroulement des toilettes, je fus surpris que l'on amène indifféremment, femmes et hommes dans la salle de bains ; ils pouvaient se retrouver nus, les uns à côté des autres, dans une absence totale d'intimité, sans que cela ne gêne personne.

Contrairement à ce que l'on pourrait imaginer, dès que j'ai commencé ce travail, je ne voyais plus cette nudité que sous un regard professionnel, sans aucun affect ni voyeurisme. Tout comme la vue de ces corps « torturés », parfois « difformes », que je respectais durant les manipulations.

Je ne considérais pas ces actes de la vie quotidienne comme du « travail », pour moi ce n'était que de l'aide, à tel point que lorsque je perçus mon premier salaire, je fus étonné d'être payé pour ce que je venais de faire durant tout le mois ; j'avais l'impression d'être rémunéré pour ne rien faire ; je n'avais rien produit, rien rapporté ; pour moi, venant du « monde normal » où tout était basé sur l'argent et la rentabilité, mes valeurs, mes critères étaient ébranlés.

Durant les jours qui suivirent, j'observai mes collègues et je calquai mon comportement sur le leur, m'appliquant à faire pour le mieux pour m'intégrer à l'équipe. Celle-ci était composée de cinq jeunes femmes, plus une éducatrice spécialisée, responsable de l'unité, et moi-même. À cette époque, j'étais âgé de quarante-cinq ans ; j'avais bien sympathisé avec certaines de mes collègues mais, à cause de notre différence d'âge, nous n'avions pas les mêmes centres d'intérêt et nos relations restèrent amicales dans le cadre professionnel.

Pour assurer la prise en charge et les tâches du quotidien, on travaillait par groupes de deux, parfois trois, le matin, à cause des toilettes qui étaient, de l'avis de tous, la tâche la plus lourde ; en effet, cinq des dix résidents qui étaient sur l'unité, étaient sur des fauteuils roulants et, lors des levers, des toilettes, des changes, il fallait à chaque fois les porter. J'étais le seul homme de l'équipe et à chaque fois qu'il fallait manipuler un résident, je me proposais de le faire, ce qui était très apprécié par mes collègues.

Un jour, une nouvelle collègue vint intégrer l'équipe ; elle s'appelait Michèle ; elle était un peu plus âgée que les autres, vivait en couple et avait deux jeunes enfants ; rapidement, nous nous sommes trouvés des points communs et nous appréciions les fois où nous nous retrouvions sur le même roulement. Souvent, en fin de journée, avant de se mettre à table, il nous arrivait de descendre aux cuisines récupérer un reste de « rosé » qui venait agrémenter notre repas.

Pendant l'année qui précéda le début de ma formation à l'école Recherches et Promotions de Lyon, mon tuteur, qui était mon chef de service, me demandait souvent, pour me préparer à ces études, de réfléchir, d'observer le comportement des résidents, de m'interroger sur notre pratique. Nous avions régulièrement de longues conversations sur la maladie mentale, les attitudes atypiques, le langage non-verbal, etc. Comme il m'avait conseillé de le faire, souvent je lui présentais des écrits sur mes observations, questionnements ou analyses (plus ou moins bonnes) ; chacune de mes notes apportait de la matière à nos conversations.

J'attendais avec impatience de commencer ma formation d'A.M.P. et ce moment finit par arriver. Je me rendis donc tous les mois à Lyon où je me retrouvais durant une semaine à l'école. Je prenais cette formation très à cœur surtout que je n'avais pas le droit à l'échec : la poursuite de mon contrat de travail en dépendait.

Dès les premiers cours, je me rendis compte que les matières enseignées m'étaient pratiquement inconnues ou que les seules notions que j'en possédais étaient tellement faibles qu'on pouvait les qualifier d'inexistantes. Les sujets abordés étaient les maladies mentales, les troubles du comportement, le développement de la personne, la psychiatrie, la psychologie, la communication, l'approche de l'autre, l'accompagnement, etc...

À mesure que les semaines passaient, mes connaissances dans le domaine du handicap ne faisaient que s'améliorer et me permettaient de peaufiner les observations et analyses que je faisais sur les résidents dans le cadre de ma formation.

Durant la période de formation, quelques amitiés s'étaient créées ; une, en particulier, avec un de mes camarades : Roland, avec lequel j'avais sympathisé. Tout comme moi, il était arrivé un peu par hasard dans ce milieu ; au départ, il avait suivi une formation dans la chaudronnerie, moi c'était dans la comptabilité, des formations aux antipodes du travail que nous faisions.

Pendant une quinzaine de jours avant l'examen final, je me rendais régulièrement à LYON où je rencontrais Roland ; on s'installait dans un bar et, ensemble, on faisait des révisions comme deux collégiens. Le jour « J » arriva ; dès le matin, j'avais « une boule au ventre » ; malgré une préparation très sérieuse, le doute était présent, insidieux. Mais, quelques heures plus tard, l'angoisse disparut ; la réussite était là ; je pouvais de nouveau poursuivre mon parcours avec plus de sérénité : J'étais diplômé.

MICHEL AMATO

Mon regard sur les résidents avait évolué. Je les voyais au-delà de leur apparence ; derrière le « masque » qu'ils affichaient, il y avait des personnes qui étaient comme moi, mais, incapables de s'exprimer verbalement, ils avaient un autre langage pour parler de leurs émotions, leurs soucis, leurs besoins, leurs envies. Le code pour les comprendre, petit à petit, avec patience, je l'apprenais.

Je constatai que parfois, dans la matinée il leur arrivait d'avoir des comportements atypiques et inappropriés démontrant un mal-être. Pour une meilleure compréhension, je peux citer en exemple Pierre ; trisomique, il marchait seul mais se tenait toujours à l'écart des autres, même pour déjeuner ; il était toujours assis sur un fauteuil en osier ; il ne s'exprimait pas : il marmonnait en permanence ; par moments, il pouvait être très affectueux et vous prendre dans ses bras ; c'était toujours très furtif car rapidement il reprenait sa place.

En revanche, lorsqu'il était mal ou contrarié, il pouvait être agressif en donnant une gifle si on était à sa portée. Un jour, je le vis, assis sur son fauteuil, le visage entièrement recouvert d'excréments qu'il était allé chercher dans les toilettes ; il était là, ainsi souillé, les yeux malheureux, attendant une réaction.

Un autre cas : Yves, qui, pour montrer son mal-être, se laissait glisser de son fauteuil sur le sol en déchirant ses habits et se mettait à creuser les murs uniquement avec ses doigts en émettant des cris de souffrance.

Denis, quant à lui, avait l'habitude, lorsqu'il était de mauvaise humeur, de tirer les cheveux ; je l'ai vu un jour agripper les cheveux d'une collègue avec tant de force qu'il était impossible de lui faire lâcher prise ; il fallut se mettre à deux pour libérer notre collègue.

Je voyais que chaque résident avait son propre langage ; il n'est pas verbal mais il est très compréhensible : ces comportements ont toujours une signification ; ils naissent d'un événement survenu antérieurement à l'incident. Ma théorie sur ce sujet est que les résidents, du fait de leur dépendance, sont dans une certaine résilience vis-à-vis des soignants et de la qualité de la prise en charge, cependant cette résilience, bien qu'elle fut grande, avait des limites.

MICHEL AMATO

Pour étayer mon observation, revenons aux levers du matin ; je constatais que, suivant le personnel, (je tiens à préciser très minoritaire) les résidents subissaient parfois des réveils, pour le moins, pas très agréable.

Voilà les faits : à sept heures, un membre du personnel pénètre dans la chambre du résident, sans ménagement éclaire celle-ci, peut-être quelques mots à la personne dérangée : « c'est l'heure de se lever ! » ; il se dirige vers la fenêtre, ouvre les volets, va vers l'armoire, prépare les habits qui lui seront mis après la toilette, lève la personne et l'amène dans la salle de bains ; tout cela dans une certaine précipitation pour aller, au plus vite, vers une pause entres collègues. Je vous avoue que si quelqu'un venait me réveiller de la sorte, je serais moi aussi de très mauvaise humeur.

Bien sûr, ce n'est pas de la maltraitance à proprement parler qu'on leur fait subir, mais c'est, du moins, un manque de considération, de respect. Cela ne coûte rien et ne demande aucun effort supplémentaire au personnel d'être un peu plus respectueux ; en toquant à la porte de la chambre, en s'approchant du résident pour lui demander de se réveiller et en lui expliquant ce qu'on va lui faire avant d'aller dans la salle de bains.

Un réveil de « qualité » facilite grandement la toilette qui suit ; dans le cas contraire, cela n'apporte que frustration et tensions supplémentaires : résidents qui refusent de se faire raser, d'autres qui se débattent dans le bain, etc. Quelques mots sur les douches : il n'y a rien de plus désagréable qu'une douche mal faite ; je m'explique : recevoir un jet d'eau prolongé sur la tête donne la sensation d'étouffer. La personne qui subit un tel traitement ne peut que se débattre.

Lorsque les résidents subissent de tels levers, ils sont comme nous le serions à leur place : d'une humeur exécrable ; nous on peut l'exprimer : crier, rouspéter, partir... eux n'ont qu'un moyen pour montrer leur désapprobation, leur mécontentement, leur frustration, c'est à travers leur comportement et leur attitude.

Une seule fois je fus confronté à de la maltraitance ; de la part d'un remplaçant : un jeune homme d'une vingtaine d'années ; un jour, il voulut amener Pierre dans la salle de bains ; ce dernier refusa de le suivre, alors le remplaçant le prit par le bras et le traîna sur le sol pour l'emmener avec lui ; immédiatement j'intervins pour lui ordonner de le lâcher et je pus m'occuper de Pierre qui était très perturbé par cette violence. Le jour même, je signalai cet incident et la personne fut renvoyée.

J'ai eu la chance de travailler en binôme avec des collègues qui avaient la même vision, la même approche que moi ; c'est-à-dire la volonté de se comporter d'une manière naturelle, humaine, sans aucun a priori ; de ce fait, lors des toilettes, la bonne humeur était de rigueur : on chantait et échangions entre nous en faisant participer les résidents ; et, généralement, tout se passait bien, dans une bonne humeur communicative tant pour nous que pour les résidents, rendant ainsi le travail plus léger, presque normal ; nous étions en bonne harmonie dans l'accompagnement que nous pratiquions.

Dans cette approche altruiste, je portais plus d'attention aux besoins de ces personnes défavorisées par la vie, me préoccupant encore davantage de celles en fauteuils roulants, dans l'impossibilité de se mouvoir seules ; pour tous ces résidents incapables de se déplacer et de s'exprimer, l'immobilité et la solitude peuvent, rapidement, rendre la situation mortifère.

Je revois Katia, Elvire ou Patricia « posées » dans la salle de jour, devant une télévision qu'elles ne regardaient pas, la tête baissée, les yeux entrouverts, abattues, résignées, à l'affût du moindre bruit qui pourrait indiquer la venue de quelqu'un qui puisse leur donner un bonjour, un mot, une phrase, un contact qui pourrait les faire sortir de leur léthargie, les ramenant vers la vie. Les voyant ainsi, il m'apparaissait évident qu'ils ne vivaient qu'à travers l'investissement et l'intérêt que les soignants leurs apportaient.

Quelques mots sur le « bonjour », sur cette banalité que l'on s'échange vingt fois par jour ; lors de mon arrivée en MAS, j'ai été surpris de voir que le personnel venant sur l'unité n'adressait qu'un bonjour général aux résidents sur place ou alors les ignorait totalement pour aller directement saluer les collègues présents. Pour moi, dire un « bonjour général » c'est ne dire bonjour à personne et j'ai toujours pris soin d'aller saluer chaque résident individuellement, lui tendant la main ; certains la saisissaient, d'autres pas, mais qu'importe, le plus important, c'était la reconnaissance et le respect qu'il y avait derrière ce geste.

MICHEL AMATO

Parfois, en fin de semaine, quelques résidents recevaient la visite de leurs parents ; il s'agissait de cas exceptionnels car la plupart des résident étaient pratiquement abandonnés par leurs proches ; ceci pour des raisons parfois valables : la distance entre l'établissement et le domicile familiale, l'âge des personnes devant effectuer le déplacement, mais souvent les résidents étaient délaissés sans justification, tout simplement par rejet.

Lorsque les parents venaient, ils avaient souvent un regard critique sur notre fonctionnement ; ils nous reprochaient de ne pas faire assez d'activités avec leurs enfants, de mal les habiller, de mal ranger leurs armoires, etc. Cela me contrariait d'entendre ces critiques qui remettaient en question notre professionnalisme.

Mais en prenant du recul, comment ne pas comprendre la réaction des parents ?

Nous autres, soignants, nous nous occupions de leurs enfants à leurs places ; on se substituait à eux, ne leurs laissant que la possibilité de culpabiliser d'avoir mis leurs enfants à la charge d'une institution.

Pour ces parents qui, avant la naissance, avaient pendant neuf longs mois, attendu avec impatience la venue de leurs bébés qui devaient être, pour eux, à l'image de « l'enfant parfait ». Que de déception le jour où, ils eurent connaissance du diagnostic confirmant l'irréversibilité du handicap de leurs enfants, que la frustration et la douleur avaient dus être grandes ; que de questions douloureuses venaient à l'esprit : pourquoi un tel malheur s'abattait-il sur eux ? de qui était-ce la faute ? Du père ? De la mère ? Des médecins ?

Conscient de ce traumatisme, toujours présent, j'acceptais ces petites remarques bien dérisoires mais qui pour eux représentaient, certainement, un semblant de « contrôle » sur la vie de leurs enfants.

Ils reprenaient ainsi leurs rôles de « parents » sur un temps bien éphémère qu'ils ont en réalité à jamais perdu.

III – LA VIE

Au début, je ne pouvais mettre en œuvre que mon expérience personnelle et mon bon sens dans la prise en charge des résidents, puis mes années de formation m'apportèrent les connaissances nécessaires sur la maladie mentale et le fonctionnement psychique des personnes. Mes observations et analyses devinrent plus pertinentes et me permirent de mieux affiner mon approche vis-à-vis des résidents.

Certes, ceux-ci étaient polyhandicapés, mais c'étaient avant tout des êtres humains qui, tout comme moi, avaient des envies, des besoins.

Comme partir en vacances, faire un bon repas, etc. Après en avoir discuté avec mon chef de service et avec son accord, je me suis mis à organiser des camps de vacances où, sur une semaine, on pouvait amener cinq ou six résidents.

J'en ai organisé plusieurs, deux à la montagne et un au bord de la mer ; lors de ce camp que j'avais mis en place à La Grande-Motte, un jour, on avait opté pour une promenade en mer ; nous sommes partis sur le port et nous avons embarqué sur un bateau avec nos cinq résidents.

Parmi ceux-ci, il y avait Yves ; c'était un jeune homme en fauteuil roulant ; il était aphasique. Yves avait une façon bien personnelle de montrer son humeur : il se laissait glisser de son fauteuil sur le sol où, soit il riait d'une voix rauque, soit poussait des cris en grimaçant... donc, sur le bateau, la balade se passait très bien jusqu'au moment où je vis Yves se jeter sur le pont en roulant sur lui-même. J'eus tellement peur qu'il ne tombe à la mer que je me jetai sur lui pour le rattraper et le remettre sur son fauteuil. Comment le disputer ? Il riait, il était heureux. Le lendemain nous les avons amenés boire un verre en terrasse dans un lieu face à la mer ; le plaisir se lisait dans leurs regards.

Dans le contexte des camps, on pouvait apporter aux participants une attention toute particulière ; ils appréciaient le fait que nous fassions nous-mêmes la cuisine et que nous mangions ensemble des plats sortants du quotidien. La routine et les horaires étaient bousculés pour pratiquer des activités inhabituelles comme des promenades en calèches en montagne ou, tout simplement, aller boire une boisson en terrasse. Durant ces « vacances », on ne comptait pas les heures qu'on faisait ; on était avec eux vingt-quatre heures sur vingt-quatre et aucun de nous ne s'en plaignait.

Un de ces séjours s'est déroulé en Ardèche ; le projet : amener sept résidents dans un gîte situé sur le plateau ardéchois. Pour cela, j'avais sollicité mon amie Michèle ; les deux autres accompagnants étaient notre chef de service et Isabelle, notre responsable d'unité. Nous étions partis avec deux véhicules : un petit fourgon adapté pour les fauteuils et une voiture de service.

Une fois arrivés, le cadre qui se présentait à nous était magnifique. Isolé du village, tout le site était entouré de sapins et de bruyères ; nous étions en pleine campagne. Je voyais, sur les visages des résidents, la surprise et le plaisir d'être à l'extérieur.

Les repas étaient prévus dans la prestation du gîte et, lors de ceux-ci, contrairement au fonctionnement habituel où le personnel mangeait après les résidents, là, nous mangions tous ensemble. Je remarquai que tous les résidents appréciaient ces moments où on les considérait comme nos égaux ; nous étions tous assis autour de la table et nous aussi, comme eux, nous nous faisions servir.

Pendant ce séjour, alors que j'étais dans ma deuxième année de formation, je me disais, en observant notre tablée, que c'était dans ces moments-là que nous leur apportions, plus qu'une simple activité, une véritable reconnaissance en les mettant sur le même plan que nous ; leur faisant ainsi oublier leur différence dans une ambiance familiale et chaleureuse.

Les soirs, une fois les résidents couchés, notre surveillance se relâchait et nous pouvions nous détendre. Nous passions de longs moments à discuter de la journée passée, des activités que nous ferions le lendemain et aussi de sujets plus personnels. Je me souviens d'un sujet en particulier sur lequel, plus de vingt ans après, je pense que nous sommes toujours en désaccord ; je ne sais plus lequel d'entre nous avait lancé le débat sur : « les enfants sont-ils redevables à leurs parents ? » ; nous avons passé toute une soirée à débattre. D'autres soirs, à tour de rôle, pour toujours assurer une surveillance continue, c'étaient d'agréables promenades sur de petits chemins de campagne, dans le calme de la nuit, sous une voûte étoilée.

Sur l'établissement, les repas étaient préparés en fonction de deux catégories de personnes ; en effet, certains résidents, comme j'ai déjà eu l'occasion de l'évoquer, ne pouvaient manger que des aliments mixés ; ces préparations, nous les faisions sur place. Curieux, je m'étais mis à goûter le résultat de ces mixtures et je peux vous affirmer que certains mélanges étaient loin d'être goûteux ; je compris pourquoi certains étaient réticents à avaler ce qu'on leur proposait. Je me mis donc à apporter plus de soin à ces préparations.

C'est regrettable que les soignants ne goûtent pas eux-mêmes ce qu'ils préparent ; il me semble évident que ce n'est pas parce que ce sont des personnes dépendantes qu'il faut leur donner à manger ce que nous ne mangerions pas. Manger est certes vital mais cela doit aussi être du plaisir.

Un monde inconnu

Aux beaux jours, assez régulièrement, nous faisions des barbecues sur la terrasse, laissant ainsi les odeurs d'herbes et de cuisson envahir l'espace de vie au grand plaisir des résidents et aussi du personnel ; parfois, j'amenais de chez moi de grands plats de taboulé qui venaient rajouter de la festivité.

Comme je l'ai indiqué précédemment, j'habitais à soixante-dix kilomètres de mon lieu de travail ; lorsque j'étais du matin, je partais de chez moi à cinq heures trente afin d'arriver vers les six heures trente ; une fois sur place, je vidais le lave-vaisselle et préparais le café pour mes collègues ; j'amenais parfois un gâteau que j'avais préparé la veille. Ceci pour vous dire que j'avais beaucoup d'estime et de respect pour mes collègues ; l'esprit d'équipe, la solidarité, étaient pour moi des valeurs précieuses.

Avant de commencer le travail, ou après les toilettes du matin, nous faisions une pause qui consistait à nous isoler sur la terrasse pour boire un café ou fumer une cigarette. C'était un moment privilégié où nous partagions, bien sûr, des informations professionnelles mais où nous avions aussi des conversations personnelles qui nous liaient, nous rapprochaient en instaurant entre nous une confiance réciproque.

En observant les résidents, une chose m'avait étonné, c'était le fait qu'il était impossible de donner un âge à chacun d'eux ; leur physionomie ne reflétait pas leur âge. Dans le milieu ordinaire on peut, sans beaucoup de difficultés, estimer l'âge d'une personne (bien sûr, à quelques années près) mais avec eux, c'est irréalisable ; il semblerait que le temps n'ait pas de prise sur eux ; est-ce le fait de ne pas avoir de repères temporels ? De ne pas pouvoir se projeter dans le temps ? De ne pas avoir d'avenir ? Je ne sais pas, mais j'étais troublé de constater que ces personnes vivaient en dehors du temps, comme s'ils étaient dans un monde où tout recommence chaque jour, où tous les actes sont identiques à ceux de la veille, dans un cycle sans fin.

L'établissement avait une liste d'attente conséquente et, pour faire face à cette demande, le Conseil d'administration décida de procéder à des agrandissements ; une extension fut donc construite pour accueillir deux unités supplémentaires dénommées orange et violette ; ce fut vers cette époque qu'il y eut le passage aux trente-cinq heures ; pour le personnel, il a été alors envisagé de mettre en place des horaires coupés ; pour moi qui habitais loin de mon lieu de travail, c'était impossible à gérer.

Sur les nouvelles unités qui furent créées, un poste de veilleur de nuit se libéra et je profitai de cette occasion pour postuler et changer de poste. C'était avec regret et un peu de culpabilité que je quittais mon unité ; j'avais le sentiment que j'abandonnais les résidents vis-à-vis desquels je m'étais tant investi.

Pour assurer les gardes de nuit, il y avait quatre veilleurs qui se relayaient deux par deux : un sur l'ancienne structure et un sur la nouvelle ; j'étais affecté sur la plus récente ; mes horaires étaient de vingt-et-une heures à sept heures du matin.

Sur les unités, les mises au lit débutent vers les vingt heures ; cela consiste à amener les résidents dans leurs chambres, les déshabiller, changer leurs protections, les mettre en pyjamas et les coucher ; la grande majorité des résidents sont mis au lit, sauf deux ou trois d'entre eux qui sont suffisamment autonomes pour se coucher seuls et peuvent rester un moment de plus devant la télévision.

Du fait de leurs traitements médicaux, les couchers

à vingt heures sont tout à fait justifiés pour certains résidents, mais pour d'autres, cela faisait un peu tôt ; mais les veilleurs de nuit ne tenaient pas trop à ce qu'un grand nombre de résidents restent debout car, dans la soirée, ce serait à eux de s'en occuper.

Bien qu'étant seul sur les unités que je gardais, cela ne me dérangeait pas de faire des « couchers » tout seul ; j'avais l'habitude ; alors j'organisais des soirées télévision pour tous ceux qui le souhaitaient. Je me retrouvais ainsi, tous les soirs, avec sept ou huit résidents que j'installais autour de moi devant la télévision et on regardait ensemble un film ; souvent, j'amenais de chez moi des D.V.D. pour agrémenter ces soirées.

J'avais beaucoup de succès, surtout que, suivant ce que je trouvais dans les placards ou le frigo, je faisais un entracte pour proposer des cuillerées de yaourt, de petits suisses ou quelques biscuits qu'on partageait ensemble.

Ce travail de nuit ne me déplaisait pas sauf que je me retrouvais seul des nuits entières.

Sur l'autre bâtiment, il y avait un veilleur qui avait

été dans les « ordres » quelques années plus tôt. Il était souvent sur mon roulement. La nuit, nous devions faire des rondes pour vérifier si les résidents dormaient bien et s'ils avaient besoin d'une aide quelconque ; on devait aussi procéder, si nécessaire, au changement des protections.

Certains résidents étaient lourds et difficiles à manipuler, alors, pour aider mon collègue, j'allais le retrouver et, ensemble, on faisait le tour des chambres ; cela permettait de rompre un peu la solitude.

Une fois notre tour fini, nous restions un long moment ensemble pour discuter et c'était toujours un plaisir d'avoir des conversations avec lui. Les études qu'il avait faites au séminaire l'avaient rendu très érudit et, souvent, on abordait des thèmes philosophiques sur le sens de la vie ; c'était toujours très enrichissant pour moi et je ne voyais pas le temps passer.

Petit à petit, j'ai appris à connaître ce monde inconnu, ou plutôt, c'est lui qui s'est dévoilé à mes yeux ; il était devenu le mien ; j'en faisais partie et, dans une certaine mesure, j'en étais aussi un peu le gardien.

Mais travailler la nuit impliquait de dormir le jour, ce qui me privait de relations sociales et surtout, il y avait le risque d'un accident de la circulation ; il me fallait, en effet, plus d'une heure de route pour retourner chez moi. À plusieurs reprises, j'avais failli m'endormir au volant et quitter la route. C'est pourquoi, au bout d'un certain temps, je me suis mis à chercher du travail plus près de chez moi.

Deux ans plus tard, regardant les annonces d'une A.N.P.E., je vis qu'un centre hospitalier recherchait un moniteur d'atelier ; je postulai pour cet emploi et, après un entretien, j'obtins le poste ; c'est ainsi que j'ai quitté définitivement mes amis de la M.A.S..

Cependant, je ne quittais pas entièrement le secteur du handicap puisque, les Ateliers Protégés que j'ai intégrés faisaient partie d'un ensemble hospitalier, spécialisé dans l'épilepsie, qui accueillait des malades épileptiques avec, pour certains, des troubles associés. C'étaient essentiellement des jeunes adultes âgés de dix-huit à vingt-cinq ans. Les crises d'épilepsie, plus ou moins fréquentes, qu'ils subissaient, avaient fortement perturbé leur parcours scolaire et mis en échec toute tentative d'accéder à un métier.

Une des spécificités de ce centre était de proposer aux patients un traitement médical permettant de stabiliser leur maladie et une préparation en vue d'une réinsertion professionnelle. Pour atteindre cet objectif, la structure disposait d'une dizaine d'ateliers thérapeutiques qui offraient diverses activités pouvant servir de support d'apprentissage : floriculture, travaux de sous-traitance, cuisine...

Je suis resté deux ans sur l'atelier protégé, puis j'ai eu l'occasion de postuler pour un poste de coordinateur que j'ai obtenu. Mon travail consistait à conseiller les patients dans la perspective d'une orientation professionnelle.

L'expérience que j'avais acquise tout au long des années que j'avais passées auprès des personnes polyhandicapées, m'avait donné la faculté de pouvoir entrer, assez facilement, en empathie avec mes interlocuteurs, me permettant ainsi de m'adapter à cette nouvelle population, leur apportant un soutien et un accompagnement dans leurs projets de vie.

MICHEL AMATO

Je poursuivis ma carrière dans ce centre jusqu'à ma retraite, finissant, huit années après mes débuts, en tant que cadre éducatif.

Cependant, souvent je pensais, et parfois, je pense encore aujourd'hui, à la Maison d'Accueil Spécialisée, à tous ces résidents dont je vous ai parlés et dont le seul projet est simplement de vivre et d'être considérés comme des personnes ordinaires.

IV – ÉPILOGUE

Lorsque je suis entré dans ce monde inconnu, je ne savais pratiquement rien de la maladie mentale ; je me représentais seulement des endroits : les « asiles » où les « fous » étaient enfermés sous la garde d'infirmiers spécialisés, parfois obligés de passer des « camisoles de force » à certains, pour contenir leur violence. Comme soins : la trépanation, les douches froides, les électrochocs...

Après sept années passées en Maison d'Accueil Spécialisée auprès de personnes polyhandicapées, je peux affirmer que cette image d'Épinal du « fou » et de l'« asile » est totalement déplacée.

MICHEL AMATO

Au début, je ne voyais que des personnes indifférentes les unes aux autres, chacune évoluant dans son propre univers, se croisant (pour ceux qui pouvaient se déplacer) sans se voir, sans âme.

Très vite, je compris que ce n'étaient pas des spectres, des anormaux, mais des femmes et des hommes qui ne demandent qu'à vivre comme tout un chacun. Leur maladie, c'est leur handicap qu'ils gèrent du mieux qu'ils peuvent malgré la dépendance. Ils ne se plaignent pas ; pour vivre, ils s'adaptent en permanence à l'institution et à la rotation du personnel.

Quand je les ai rejoints, moi aussi j'étais un « handicapé » ; je me plaignais de mon sort et de mon infortune, mais, à leur contact, mes petits problèmes m'ont paru bien futiles et dérisoires.

Comment puis-je me plaindre après avoir connu des femmes et des hommes comme Elvire, Katia, Yves, Maurice et les autres qui, malgré tous leurs problèmes, leurs vies chaotiques où ils sont passés d'institution en institution, plus ou moins oubliés de leurs familles ; eux, ils auraient le droit de se plaindre, mais pas moi.

Quand il m'arrivait de parler de mon travail, j'avais toujours en retour des : « jamais je ne pourrais faire cela ! » ou : « vous avez bien du mérite ! », « heureusement qu'il y a des gens comme vous ! » comme si c'était un sacerdoce de côtoyer et d'accompagner ces personnes dans la vie.

Ces années passées furent pour moi une véritablement leçon de vie que je n'oublierai jamais.

Tout mon côté vénal et intéressé a disparu, remplacé par d'autres valeurs comme l'altruisme et l'humanisme, je peux affirmer que, cette aventure humaine m'a rendu meilleur.

Le temps peut s'écouler mais, j'aurai toujours une pensée émue au souvenir de toutes ces personnes que j'ai laissées là-bas, à tous ces « résidents » ; si je les ai soignés pendant sept ans, eux aussi ont fait de même me concernant et, en plus de me guérir ils m'ont aussi fait grandir.

FIN

www.ingramcontent.com/pod-product-compliance
Lightning Source LLC
Chambersburg PA
CBHW030735180526
45157CB00008BA/3170